Grænmetisréttir úr öllu heiminum 2023

Uppskriftir frá öllum heimsálfum

Þórr Björnsson

Innihald

Kjúklingasalat Kleópötru 10

Taílenskt-víetnamskt salat 12

Jóla Cobb salat 14

Grænt kartöflusalat 17

Ristað maíssalat 20

Hvítkál og vínberjasalat 22

sítrus salat 24

Ávaxtasalat og salat 26

Salat með eplum og salati 28

Bauna- og piparsalat 30

Gulrótar- og döðlusalat 32

Rjómalöguð piparsalat 33

Hawaiian salat 35

Ristað maíssalat 37

Hvítkál og vínberjasalat 39

sítrus salat 41

Ávaxtasalat og salat 43

Karrísalat með kjúklingi 45

Salat með jarðarberjum og spínati 47

Sætt hvítkálssalat á veitingastað? 49

Klassískt pastasalat 51

Perusalat með Roquefort osti 53

Barbie túnfisk salat 55

Jóla kjúklingasalat 57

- Mexíkóskt baunasalat 59
- Ranch Beikon núðlu salat 61
- Kartöflusalat með rauðum hýði 63
- Svartbaunasalat og kúskús 65
- Grískt kjúklingasalat 67
- Flott kjúklingasalat 69
- Karrýsalat með ávaxtakjúklingi 71
- Dásamlegt kjúklinga karrý salat 73
- Kryddað gulrótarsalat 75
- Asískt eplasalat 77
- Grasker og orzo salat 79
- Karsasalat með ávöxtum 81
- Caesar salat 83
- Mangó kjúklingasalat 85
- Appelsínusalat með mozzarella 87
- Þriggja baunasalat 89
- Miso tofu salat? 91
- Japanskt radísalat 93
- Suðvestur Cobb 95
- Caprese pasta 97
- Reykt silungssalat 99
- baunaeggjasalat 101
- Ambros salat 102
- fjórðungs salat 104
- Spænskt chilli salat 106
- mímósa salat 108
- Klassískt Waldorf 110

Salat með svörtum ertum ... 112
Grænmetissalat með svissneskum osti ... 114
Bragðgott gulrótarsalat ... 116
Súrsett grænmetissalat ... 118
Ristað litað maíssalat ... 120
Rjóma agúrka ... 122
Salat af súrsuðum sveppum og tómötum ... 124
Bauna salat ... 126
Hvítlauksrauðrófusalat ... 128
Súrsaður maís ... 129
Ertusalat ... 131
rófusalat ... 133
Salat með eplum og avókadó ... 135
Maíssalat, baunir, laukur ... 137
ítalskt grænmetissalat ... 139
Sjávarréttapasta salat? ... 141
Grillað grænmetissalat ... 143
Ljúffengt sumar maíssalat ... 145
Stökkt ertusalat með karamellu ... 147
Töfrandi svartbaunasalat ... 149
Ljúffengt grískt salat ... 151
Ótrúlegt tælenskt gúrkusalat ... 153
Próteinríkt basil tómatsalat ... 155
Fljótlegt salat með gúrku og avókadó ... 157
Orzo og ljúffengt tómatsalat með fetaosti ... 159
Enskt gúrku- og tómatsalat ... 161
Eggaldinsalat ömmu ... 163

Gulrót, beikon og spergilkál salat 165
Gúrku- og tómatsalat með sýrðum rjóma 167
Tómat tortellini salat 169
Spergilkál og beikon í vinaigrette majónesi sósu 172
Kjúklingasalat með gúrkukremi 174
Grænmeti með piparrót vínaigrette 176
Sætabauna- og pastasalat 178
Litríkt piparsalat 180
Salat með kjúklingi, þurrkuðum tómötum og furuhnetum með osti . 182
Salat með mozzarella og tómötum 184
Kryddað kúrbítssalat 186
Tómatar og aspas salat 188
Gúrkusalat með myntu, lauk og tómötum 190
Adam Salatas 192
Ajvar 194
Bakdoonsiyyeh 196
Vegna þess að Rellen 197
Kurtido 199
Gadó Gadó 201
Hobak Namul 203
Horiatiki Salata 205
kartöflusalat 207
Kwashenaya hvítkál Provansal 209
Waldorf salat með kjúklingi 210
Linsubaunasalat með ólífum, frábært og fetaost 212
Thai grillað nautasalat 214
Amerískt salat 216

Kjúklingasalat Kleópötru

Hráefni

1 ½ kjúklingabringur

2 matskeiðar. Extra virgin ólífuolía

1/4 tsk. muldar rauðar styrkingarflögur

4 mulin hvítlauksrif

1/2 bolli þurrt hvítvín

1/2 appelsína, safi

handfylli af saxaðri steinselju

Gróft natríum og svartur pipar

aðferð

Hitið stóran non-stick pakka á eldavélinni. Bætið við extra virgin ólífuolíu og hitið. Bætið við muldu meðlætinu, söxuðum hvítlauksrifum og kjúklingabringum. Steikið kjúklingabringurnar þar til þær eru brúnar á öllum hliðum, um 5-6 mínútur. Sjóðið vökvann og eldið flökin í um 3-4 mínútur í viðbót, takið síðan pönnuna af hellunni. Kreistið nýkreistan limesafa yfir alifuglakjötið og berið fram með steinselju og salti eftir smekk. Berið fram strax.

Njóttu!

Taílenskt-víetnamskt salat

Hráefni

3 latínusalat, saxað

2 bollar af ferskum grænmetisplöntum, hvaða tegund sem er

1 bolli fullkomlega sneið daikon eða rauð radísa

2 bollar af ertum

8 grænir laukar, skornir á ská

½ agúrka án fræja, skorin í 1/2 lengdir

1 hálfur lítri af gulum eða rauðum vínberutómötum

1 rauðlaukur, skorinn í fjórða og mjög fínt sneið

1 úrval af frábærum árangri ferskt, snyrt

1 úrval af ferskum basil niðurstöðum, snyrt

2 x 2 aura pakkar af sneiðum hnetum sem finnast í bökunargöngunum

8 sneiðar af möndlu- eða stjörnuanís ristuðu brauði, skornar í 1 tommu bita

1/4 bolli tamari dökk sojasósa

2 matskeiðar. grænmetisolía

4 til 8 þunnar kjúklingakótilettur, fer eftir stærð

Salt og nýmalaður svartur pipar

1 pund mahi mahi

1 þroskaður lime

aðferð

Blandið öllu hráefninu saman í stóra skál og berið fram kælt.

Njóttu!

Jóla Cobb salat

Hráefni

Non-stick matargerðarúða

2 matskeiðar. hnetusíróp

2 matskeiðar. púðursykur

2 matskeiðar. eplasafi

1 pund skinkumjöl, fullsoðið, stór teningur

½ pund flugukorn, soðið

3 msk. fallegar sneiðar súrum gúrkum

Bibb salat

½ bolli saxaður rauðlaukur

1 bolli fínt saxaður Gouda ostur

3 msk. söxuð fersk steinseljublöð

Vinaigrette, mynstrið er sem hér segir

Súrsaðar lífrænar baunir:

1 pund baunir, skreppa saman, skornar í þriðju

1°C. saxaður hvítlaukur

1°C. rauð krónublöð

2 matskeiðar. Extra virgin ólífuolía

1°C. hvítt edik

Klípa af salti

Svartur pipar

aðferð

Forhitið ofninn í 350 gráður F. Berið eldunarúða sem festist ekki á eldfast mót. Í meðalstórri skál skaltu sameina valhnetusíróp, brúnleitan glúkósa og eplasafi. Bætið skinku saman við og blandið vel saman. Setjið skinku á eldfast mót og bakið þar til skinkan er orðin í gegn og brúnin, um 20 til 25 mínútur. Takið úr ofninum og setjið til hliðar.

Bætið morgunkorninu, súrsuðu gúrkunum og steinseljunni í skálina með dressingunni og blandið saman. Klæðið stórt fat með Bibb-salati og bætið fræinu út í. Raðið rauðlauknum, gouda, súrsuðum ertum og soðnu skinku í raðir ofan á kornið. Berið fram.

Njóttu!

Grænt kartöflusalat

Hráefni

7 til 8 grænir laukar, hreinsaðir, þurrkaðir og skornir í bita, græna og hvíta hluta

1 lítið úrval af graslauk, sneið

1°C. Kosher salt

Nýmalaður hvítur pipar

2 matskeiðar. vatn

8 msk. Extra virgin ólífuolía

2 líkamsþyngdar bliss rauð sellerí, þvegið

3 lárviðarlauf

6 msk. svart edik

2 skalottlaukar, afhýddir, skornir í fjórða langa, þunnar sneiðar

2 matskeiðar. rjóma Dijon sinnep

1 msk. sneiðar kapers

1°C. caper vökvi

1 lítið búnt af estragon, saxað

aðferð

Hrærið skalottlaukur og graslauk í blandara. Kryddið með salti eftir smekk. Bætið við vatni og blandið saman. Hellið 5 msk. extra virgin ólífuolía í gegnum toppinn á blandarann hægt og rólega og blandið þar til slétt. Sjóðið selleríið í potti með vatni og lækkið hitann að suðu. Kryddið vatnið með smá salti og bætið við lárviðarlaufum. Steikið götótt sellerí með hnífsoddinum þar til það er meyrt, um það bil 20 mínútur.

Í skál sem er nógu stór til að geyma selleríið blandið saman svörtu ediki, skalottlaukum, sinnepi, kapers og estragon. Bætið við afganginum af extra virgin ólífuolíu. Tæmið selleríið og fargið lárviðarlaufinu.

Setjið selleríið í fatið og stappið það vandlega með tönnum á gaffli. Kryddið varlega með íblöndunni og gosi og blandið vel saman. Endaðu með því að bæta við blöndu af grænum lauk og extra virgin ólífuolíu. Blandið vel saman. Haldið heitu við 70 gráður þar til tilbúið er til framreiðslu.

Njóttu!

Ristað maíssalat

Hráefni

3 korneyru

1/2 bolli saxaður laukur

1/2 bolli söxuð paprika

1/2 bolli saxaðir tómatar

Salt fyrir bragðið

Fyrir vínaigrette

2 matskeiðar. ólífuolía

2 matskeiðar. Sítrónusafi

2 matskeiðar. chilli duft

aðferð

Maískolburinn á að steikjast við miðlungshita þar til hann er aðeins kulnaður. Eftir bakstur á að fjarlægja kjarna úr maískolunum með hníf. Taktu nú skál og blandaðu kornum, söxuðum lauk, papriku og tómötum saman við saltið, settu svo skálina til hliðar. Gerðu nú salatsósuna með því að blanda saman ólífuolíu, sítrónusafa og chilldufti og geymdu síðan í kæli. Áður en borið er fram, hellið vínaigrettunni yfir salatið og berið fram.

Njóttu!

Hvítkál og vínberjasalat

Hráefni

2 hvítkál, saxað

2 bollar af hálfum grænum vínberjum

1/2 bolli fínt skorið kóríander

2 grænir chili, saxaðir

ólífuolía

2 matskeiðar. Sítrónusafi

2 matskeiðar. Flórsykur

Salt og pipar eftir smekk

aðferð

Til að gera dressinguna skaltu taka ólífuolíu, sítrónusafa, sykur, salt og pipar í skál og blanda vel saman og síðan geyma í kæli. Setjið nú restina af hráefnunum í aðra skál, blandið vel saman og setjið til hliðar. Áður en salatið er borið fram er kældu dressingunni bætt út í og blandað varlega saman við.

Njóttu!

sítrus salat

Hráefni

1 bolli soðið heilhveitipasta

1/2 bolli söxuð paprika

1/2 bolli gulrætur, saxaðar og saxaðar

1 grænn laukur, saxaður

1/2 bolli appelsínur, skornar í báta

1/2 bolli sætur lime fjórðungur

1 bolli baunaspíra

1 bolli af fitusnauðum kotasælu

2-3 msk. myntulauf

1°C. Sinnepsduft

2 matskeiðar. Kornsykur

Salt fyrir bragðið

aðferð

Til að búa til vínaigrettuna, bætið þá kvarki, myntulaufum, sinnepsdufti, sykri og salti í skál og blandið vel saman þar til sykurinn leysist upp. Blandið restinni af hráefnunum saman í aðra skál og setjið síðan til hliðar. Áður en borið er fram er dressingunni bætt út í salatið og borið fram kælt.

Njóttu!

Ávaxtasalat og salat

Hráefni

2-3 salatblöð, rifin í bita

1 saxaður papaya

½ bolli af vínberjum

2 appelsínur

½ bolli af jarðarberjum

1 vatnsmelóna

2 matskeiðar. Sítrónusafi

1 msk. Hunang

1°C. rauðar piparflögur

aðferð

Hellið sítrónusafanum, hunanginu og chiliflögunum í skál og blandið vel saman og setjið síðan til hliðar. Takið nú afganginn af hráefnunum í aðra skál og blandið vel saman. Áður en borið er fram er dressingunni bætt út í salatið og borið fram strax.

Njóttu!

Salat með eplum og salati

Hráefni

1/2 bolli muskmelonamauk

1°C. Kúmenfræ, ristuð

1°C. Kóríander

Salt og pipar eftir smekk

2-3 salat, rifið í bita

1 hvítkál, rifið

1 gulrót, rifin

1 paprika, skorin í teninga

2 matskeiðar. Sítrónusafi

½ bolli söxuð vínber

2 epli, söxuð

2 grænir laukar, saxaðir

aðferð

Setjið spíra, salat, saxaðar gulrætur og papriku í pott og setjið köldu vatni yfir, látið suðuna koma upp og eldið þar til það er stökkt, þetta getur tekið allt að 30 mínútur. Þurrkaðu þau núna, bindðu þau í klút og settu þau í ísskápinn. Nú þarf að blanda eplum saman við sítrónusafa í skál og geyma í kæli. Takið nú afganginn af hráefnunum í skál og blandið vel saman. Berið salatið fram strax.

Njóttu!

Bauna- og piparsalat

Hráefni

1 bolli af soðnum rauðum baunum

1 bolli kjúklingabaunir, lagðar í bleyti og soðnar

ólífuolía

2 laukar, saxaðir

1°C. Saxaður kóríander

1 paprika

2 matskeiðar. Sítrónusafi

1°C. chilli duft

Salt

aðferð

Stingið í paprikuna með gaffli, penslið með olíu og bakið við vægan hita. Leggið nú paprikuna í bleyti í köldu vatni, fjarlægið síðan brennda hýðið og skerið í sneiðar. Blandið restinni af hráefnunum saman við paprikuna og blandið vel saman. Látið kólna í klukkutíma eða lengur áður en það er borið fram.

Njóttu!!

Gulrótar- og döðlusalat

Hráefni

1 ½ bolli gulrætur, rifnar

1 salathaus

2 matskeiðar. möndlur, ristaðar og saxaðar

Hunang-sítrónu vínaigrette

aðferð

Slepptu rifnu gulrótinni í pott með köldu vatni og haltu henni í um það bil 10 mínútur og tæmdu síðan. Gerðu það sama með salathausinn. Takið nú gulræturnar og kálið með hinu hráefninu í skál og kælið áður en það er borið fram. Berið fram salatið stráð yfir ristuðum og söxuðum möndlum.

Njóttu!!

Rjómalöguð piparsalat

Hráefni

2 bollar af majónesi

1/2 bolli af mjólk

Vatn

2 matskeiðar. Eplaedik

2 matskeiðar. Sítrónusafi

2 matskeiðar. parmesan ostur

Salt

Skraut af heitri piparsósu

Örlítið af Worcestershire sósu

aðferð

Taktu stóra skál, safnaðu öllu hráefninu í hana og blandaðu því vel saman svo að engir kekkir verði. Þegar blandan hefur náð æskilegri rjómasamkvæmni er henni hellt yfir fersku ávaxta- og grænmetissalatið, þá er salatið með dressingunni tilbúið til framreiðslu. Þessi rjóma- og kryddaða pipardressing passar ekki bara vel með salötum heldur er einnig hægt að bera fram með kjúklingi, hamborgurum og samlokum.

Njóttu!

Hawaiian salat

Hráefni

Fyrir appelsínuvínaigrettuna

Borðskeið. maísmjöl

Um bolla af appelsínugraskeri

1/2 bolli appelsínusafi

kanillduft

fyrir salat

5-6 salatblöð

1 ananas, skorinn í teninga

2 bananar, skornir í bita

1 agúrka, skorin í teninga

2 tómatar

2 appelsínur, skornar í báta

4 svartar döðlur

Salt fyrir bragðið

aðferð

Til að gera dressinguna, taktu skál og blandaðu maíssterkjunni saman við appelsínusafann, bætið síðan appelsínugraskerinu í skálina og eldið þar til dressingin þykknar. Næst þarftu að bæta kanildufti og chilidufti í skálina og setja það svo í kæliskápinn í nokkrar klukkustundir. Útbúið síðan salatið, setjið salatblöðin í skál og hyljið með vatni í um það bil 15 mínútur. Nú þarf að setja söxuðu tómatana í skál með bitum af ananas, epli, banana, gúrku og appelsínu með salti eftir smekk og blanda vel saman. Bætið því nú við salatblöðin og hellið kældu dressingunni yfir salatið áður en það er borið fram.

Njóttu!!

Ristað maíssalat

Hráefni

Pakki af maískolum

1/2 bolli saxaður laukur

1/2 bolli söxuð paprika

1/2 bolli saxaðir tómatar

Salt fyrir bragðið

Fyrir vínaigrette

ólífuolía

Sítrónusafi

chilli duft

aðferð

Maískolar á að steikja við meðalhita þar til þeir eru örlítið kulnaðir, eftir steikingu á að fjarlægja kornin úr maískolunum með hníf. Taktu nú skál og blandaðu kornum, söxuðum lauk, papriku og tómötum saman við saltið, settu svo skálina til hliðar. Gerðu nú salatsósuna með því að blanda saman ólífuolíu, sítrónusafa og chillidufti og geymdu síðan í kæli. Áður en borið er fram, hellið vínaigrettunni yfir salatið og berið fram.

Njóttu!

Hvítkál og vínberjasalat

Hráefni

1 kálhaus, rifinn

Um það bil 2 bollar af grænum vínberjum, skorin í tvennt

1/2 bolli fínt skorið kóríander

3 grænir chili, saxaðir

ólífuolía

Sítrónusafi eftir smekk

Púðursykur eftir smekk

Salt og pipar eftir smekk

aðferð

Til að gera dressinguna skaltu taka ólífuolíu, sítrónusafa, sykur, salt og pipar í skál og blanda vel saman og síðan geyma í kæli. Takið nú afganginn af hráefnunum í aðra skál og setjið til hliðar. Áður en salatið er borið fram er kældu dressingunni bætt út í og blandað varlega saman við.

Njóttu!!

sítrus salat

Hráefni

Um bolla af heilhveitipasta, soðið

1/2 bolli söxuð paprika

1/2 bolli gulrætur, saxaðar og saxaðar

Vor laukur. Brotinn

1/2 bolli appelsínur, skornar í báta

1/2 bolli sætur lime fjórðungur

Bolli af baunaspírum

Um bolla af kotasælu, fitusnauð

2-3 msk. myntulauf

Sinnepsduft eftir smekk

Púðursykur eftir smekk

Salt

aðferð

Til að gera vínaigrettuna, bætið kvarknum, myntulaufunum, sinnepsduftinu, sykri og salti í skál og blandið vel saman. Blandið nú restinni af hráefnunum saman í aðra skál og setjið síðan til hliðar. Áður en borið er fram er dressingunni bætt út í salatið og borið fram kælt.

Njóttu!!

Ávaxtasalat og salat

Hráefni

4 salatblöð, rifin í bita

1 saxaður papaya

1 bolli af vínberjum

2 appelsínur

1 bolli af jarðarberjum

1 vatnsmelóna

½ bolli af sítrónusafa

1°C. Hunang

1°C. rauðar piparflögur

aðferð

Hellið sítrónusafanum, hunanginu og chiliflögunum í skál og blandið vel saman og setjið síðan til hliðar. Takið nú afganginn af hráefnunum í aðra skál og blandið vel saman. Áður en borið er fram skaltu bæta vínaigrettunni við salatið.

Njóttu!

Karrísalat með kjúklingi

Hráefni

2 bein- og roðlausar kjúklingabringur, soðnar og skornar í tvennt

3 - 4 sellerístilkar, saxaðir

1/2 bolli fituskert majónes

2-3 msk. karríduft

aðferð

Eldaðar beinlausar roðlausar kjúklingabringur með afganginum af hráefninu, sellerí, fituskert majónesi, karrýduft, setjið í meðalstórar skálar og blandið vel saman. Þess vegna er þessi ljúffenga og auðvelda uppskrift tilbúin til framreiðslu. Salatið má nota sem fyllingu í salatsamlokur á brauð.

Njóttu!!

Salat með jarðarberjum og spínati

Hráefni

2 matskeiðar. sesamfræ

2 matskeiðar. MAK

2 matskeiðar. hvítur sykur

ólífuolía

2 matskeiðar. Pipar

2 matskeiðar. hvítt edik

2 matskeiðar. Worcestershire sósu

Saxaður laukur

Spínat, skolað og rifið í bita

Lítri af sneiðum jarðarberjum

Minna en bolli af silfurhúðuðum og hvítuðum möndlum

aðferð

Taktu meðalstóra skál; blandið valmúafræjum, sesamfræjum, sykri, ólífuolíu, ediki og papriku saman við Worcestershire sósu og lauk. Blandið þeim vel saman og hyljið, frystið síðan í að minnsta kosti klukkutíma. Taktu aðra skál og blandaðu spínati, jarðarberjum og möndlum saman við, helltu svo kryddjurtablöndunni út í, kældu síðan salatið í að minnsta kosti 15 mínútur áður en það er borið fram.

Njóttu!

Sætt hvítkálssalat á veitingastað?

Hráefni

Einn 16 aura poki af hrásalatblöndu

1 laukur, skorinn í bita

Minna en bolli af rjómadressingu

Grænmetisolía

1/2 bolli af hvítum sykri

Salt

MAK

hvítt edik

aðferð

Taktu stóra skál; blandið hrásalati og lauk saman við. Taktu nú aðra skál og blandaðu saman dressingu, jurtaolíu, ediki, sykri, salti og valmúafræjum. Þegar það hefur verið blandað vandlega, bætið blöndunni út í hrásalatblönduna og hjúpið vel. Áður en dýrindis salat er borið fram skaltu kæla það í að minnsta kosti klukkutíma eða tvo.

Njóttu!

Klassískt pastasalat

Hráefni

4 bollar olnbogapasta, ósoðið

1 bolli af majónesi

Minna en bolli af eimuðu hvítu ediki

1 bolli af hvítum sykri

1°C. gult sinnep

Salt

Svartur pipar, malaður

Einn stór laukur, smátt saxaður

Um bolla af rifnum gulrótum

2-3 sellerístilkar

2 chilipipar, saxaðir

aðferð

Taktu stóran pott og taktu smá saltvatn og láttu suðuna koma upp, bætið pastanu út í það og eldið það og látið það kólna í um það bil 10 mínútur og hellið síðan af. Taktu nú stóra skál og bætið við ediki, majónesi, sykri, ediki, sinnepi, salti og pipar og blandið vel saman. Eftir að hafa blandað vandlega saman er selleríinu, grænum pipar, chili, gulrót og pasta bætt út í og blandað vel saman aftur. Þegar öllu hráefninu er blandað vel saman skaltu láta það standa í ísskápnum í að minnsta kosti 4-5 klukkustundir áður en þú berð fram dýrindis salatið þitt.

Njóttu!

Perusalat með Roquefort osti

Hráefni

Salat, rifið í bita

Um 3-4 perur, skrældar og saxaðar

Kassi af rifnum eða muldum Roquefort osti

Grænn laukur, sneiddur

Um bolla af hvítum sykri

1/2 dós af pekanhnetum

ólífuolía

2 matskeiðar. rauðvínsedik

Sinnep eftir smekk

Hvítlauksgeiri

Salt og pipar eftir smekk

aðferð

Takið pott og hitið olíuna yfir meðalhita, hrærið svo sykrinum og pekanhnetunum saman við og hrærið þar til sykurinn leysist upp og hneturnar karamelliserast, látið þær svo kólna. Taktu nú aðra skál og bætið við olíu, ediki, sykri, sinnepi, hvítlauk, salti og svörtum pipar og blandið vel saman. Blandaðu nú saman í skál salati, perum og gráðosti, avókadó og grænum lauk, bætið dressingublöndunni saman við, stráið karmelluðum pekanhnetum yfir og berið fram.

Njóttu!!

Barbie túnfisk salat

Hráefni

Dós af albacore túnfiski

½ bolli majónesi

Borðskeið. parmesan ostur

Sætt marinade eftir smekk

Laukflögur eftir smekk

Karríduft eftir smekk

Þurrkuð steinselja eftir smekk

Þurrkað dill eftir smekk

Hvítlauksduft eftir smekk

aðferð

Taktu skál og bætið öllu hráefninu út í og blandið vel saman. Leyfið þeim að kólna í klukkutíma áður en þær eru bornar fram.

Njóttu!!

Jóla kjúklingasalat

Hráefni

1 pund af kjúklingakjöti, soðið

Bolli af majónesi

C. paprika

Um tvo bolla af þurrkuðum trönuberjum

2 grænir laukar, smátt saxaðir

2 grænar paprikur, saxaðar

1 bolli saxaðar pekanhnetur

Salt og pipar eftir smekk

aðferð

Taktu meðalstóra skál, blandaðu majónesi, papriku, kryddaðu eftir smekk og kryddaðu með salti ef þarf. Taktu nú trönuberin, selleríið, paprikuna, laukinn og valhneturnar og blandaðu þeim vel saman. Bætið nú soðnum kjúklingnum út í og blandið vel saman aftur. Kryddið eftir smekk og bætið svo möluðum svörtum pipar út í ef vill. Setjið til hliðar til að kólna í að minnsta kosti klukkutíma áður en það er borið fram.

Njóttu!!

Mexíkóskt baunasalat

Hráefni

Dós af svörtum baunum

Dós af rauðum baunum

Dós af cannellini baunum

2 grænar paprikur, saxaðar

2 rauðar paprikur

Pakki af frosnum maískjörnum

1 rauðlaukur, smátt saxaður

ólífuolía

1 msk. rauðvínsedik

½ bolli af sítrónusafa

Salt

1 hvítlaukur, maukaður

1 msk. Kóríander

1°C. Kúmen, malað

Svartur pipar

1°C. Piparsósa

1°C. chilli duft

aðferð

Taktu skál og blandaðu saman baunum, papriku, frosnum maís og rauðlauk. Taktu nú aðra litla skál, blandaðu saman ólífuolíu, rauðvínsediki, sítrónusafa, kóríander, kúmeni, svörtum pipar, kryddaðu eftir smekk og bættu heitu sósunni með chilidufti. Hellið blöndunni í dressinguna og blandið vel saman. Leyfið þeim að kólna í um klukkutíma eða tvo áður en þær eru bornar fram.

Njóttu!!

Ranch Beikon núðlu salat

Hráefni

Kassi af ósoðnu þrílita rotini pasta

9-10 sneiðar af beikoni

Bolli af majónesi

Dressing blanda

1°C. Hvítlauksduft

1°C. hvítlaukspipar

1/2 bolli af mjólk

1 tómatur, saxaður

Dós af svörtum ólífum

Bolli af rifnum cheddarosti

aðferð

Setjið saltvatn á pönnuna og látið suðuna koma upp. Eldið pastað í því þar til það er mjúkt, um það bil 8 mínútur. Taktu nú pönnu og hitaðu olíuna á pönnunni og steiktu beikonbitana í henni. Eftir matreiðslu, tæmdu og saxaðu. Taktu aðra skál og bætið restinni af hráefninu út í hana, bætið svo pastanu og beikoninu út í. Berið fram vel blandað.

Njóttu!!

Kartöflusalat með rauðum hýði

Hráefni

4 ungar rauðar kartöflur, skrældar og þvegnar

2 egg

Eitt pund af beikoni

Laukur, smátt saxaður

Sellerístilkur, saxaður

Um það bil 2 bollar af majónesi

Salt og pipar eftir smekk

aðferð

Hellið sölu vatni í pott og látið suðuna koma upp, bætið svo nýjum kartöflum í pottinn og eldið í um 15 mínútur þar til þær eru mjúkar. Tæmdu síðan kartöflurnar og láttu þær kólna. Setjið nú eggin í pott og hellið köldu vatni, látið suðuna koma upp, takið pottinn af hellunni og setjið til hliðar. Eldið nú beikonbitana, hellið af þeim og setjið til hliðar. Bætið nú hráefnunum saman við kartöflur og beikon og blandið vel saman. Kælið og berið fram.

Njóttu!!

Svartbaunasalat og kúskús

Hráefni

Bolli af hráu kúskús

Um tvo bolla af kjúklingasoði

ólífuolía

2-3 msk. lime safi

2-3 msk. rauðvínsedik

Kómafræ

2 grænir laukar, saxaðir

1 rauð paprika, söxuð

Kóríander, nýsaxað

Bolli af frosnum maískjörnum

Tvær dósir af svörtum baunum

Salt og pipar eftir smekk

aðferð

Látið suðuna koma upp í kjúklingasoðinu, hrærið síðan kúskúsinu út í og eldið, hyljið pönnuna og setjið síðan til hliðar. Blandið nú saman ólífuolíu, limesafa, ediki og kúmeni og bætið síðan við lauknum, piparnum, kóríander, maís, baunum og skinni. Blandið nú öllu hráefninu saman og látið það síðan kólna í nokkrar klukkustundir áður en það er borið fram.

Njóttu!!

Grískt kjúklingasalat

Hráefni

2 bollar af soðnu kjúklingakjöti

1/2 bolli sneiðar gulrætur

1/2 bolli agúrka

Um bolla af svörtum ólífum, saxaðar

Um bolla af fetaosti, rifinn eða mulinn

Ítölsk sósu

aðferð

Taktu stóra skál, taktu eldaðan kjúkling, gulrætur, gúrku, ólífur og ost og blandaðu vel saman. Bætið nú dressingarblöndunni út í og blandið vel saman aftur. Setjið nú skálina inn í ísskáp með lokið á. Berið fram kælt.

Njóttu!!

Flott kjúklingasalat

Hráefni

½ bolli majónesi

2 matskeiðar. Eplaedik

1 hvítlaukur, saxaður

1°C. Ferskt dill, smátt saxað

Eitt pund af soðnum roð- og beinlausum kjúklingabringum

½ bolli Fetaostur, rifinn

1 rauð paprika

aðferð

Majónesi, ediki, hvítlauk og dilli á að blanda vel saman og geyma í kæli í að minnsta kosti 6-7 klukkustundir eða yfir nótt. Nú á að henda kjúklingnum, paprikunni og ostinum, láta síðan kólna í nokkrar klukkustundir og bera síðan fram hollt og ljúffengt salat samkvæmt uppskriftinni.

Njóttu!!

Karrýsalat með ávaxtakjúklingi

Hráefni

4-5 kjúklingabringur, soðnar

Sellerístilkur, saxaður

Grænn laukur

Um bolla af gylltum rúsínum

Epli, afhýtt og skorið í sneiðar

Pekanhnetur, ristað brauð

Græn vínber, pits og helmingar

karríduft

Bolli af fitusnauðu majónesi

aðferð

Taktu stóra skál og taktu allt hráefnið eins og sellerí, lauk, rúsínur, sneið epli, ristaðar pekanhnetur, frælaus græn vínber með karrídufti og majónesi og blandaðu vel saman. Þegar þær eru orðnar vel samsettar, látið þær hvíla í nokkrar mínútur og berið svo fram þetta ljúffenga og holla kjúklingasalat.

Njóttu!!

Dásamlegt kjúklinga karrý salat

Hráefni

Um 4-5 roð- og beinlausar kjúklingabringur, skornar í tvennt

Bolli af majónesi

Um bolla af chutney

C. karrýduft

Um ca pipar

Pekanhnetur, um bolla, saxaðar

1 bolli af vínberjum, söxuð og helminguð

1/2 bolli laukur, smátt saxaður

aðferð

Takið stóran pott, eldið kjúklingabringurnar í honum í um það bil 10 mínútur og þegar þær eru soðnar, rífið þær í bita með gaffli. Sigtið þá síðan og látið kólna. Taktu nú aðra skál og bætið við majónesi, chutney, karrýi og pipar og blandið svo saman. Hellið svo soðnum og rifnum kjúklingabringum út í, hellið svo pekanhnetunum, karrýinu og piparnum út í. Setjið salatið í ísskápinn í nokkrar klukkustundir áður en það er borið fram. Þetta salat er hið fullkomna val fyrir hamborgara og samlokur.

Njóttu!

Kryddað gulrótarsalat

Hráefni

2 gulrætur, saxaðar

1 hvítlaukur, saxaður

Um glas af vatni 2-3 matskeiðar. Sítrónusafi

ólífuolía

Salt fyrir bragðið

pipar eftir smekk

rauðar piparflögur

Steinselja, fersk og söxuð

aðferð

Setjið gulræturnar í örbylgjuofninn og eldið í nokkrar mínútur með söxuðum hvítlauk og vatni. Taktu það úr örbylgjuofninum þegar gulrótin er soðin og mjúk. Tæmdu síðan gulræturnar og settu þær til hliðar. Bætið nú sítrónusafanum, ólífuolíu, piparflögum, salti og steinselju í skálina með gulrótum og blandið vel saman. Látið kólna í nokkrar klukkustundir og ljúffenga bragðmikla salatið er tilbúið til framreiðslu.

Njóttu!!

Kryddað gulrótarsalat

Hráefni

2 gulrætur, saxaðar

1 hvítlaukur, saxaður

Um glas af vatni 2-3 matskeiðar. Sítrónusafi

ólífuolía

Salt fyrir bragðið

pipar eftir smekk

rauðar piparflögur

Steinselja, fersk og söxuð

aðferð

Setjið gulræturnar í örbylgjuofninn og eldið í nokkrar mínútur með söxuðum hvítlauk og vatni. Taktu það úr örbylgjuofninum þegar gulrótin er soðin og mjúk. Tæmdu síðan gulræturnar og settu þær til hliðar. Bætið nú sítrónusafanum, ólífuolíu, piparflögum, salti og steinselju í skálina með gulrótum og blandið vel saman. Látið kólna í nokkrar klukkustundir og ljúffenga bragðmikla salatið er tilbúið til framreiðslu.

Njóttu!!

Asískt eplasalat

Hráefni

2-3 msk. Hrísgrjónaedik 2-3 matskeiðar. lime safi

Salt fyrir bragðið

Sykur

1°C. fiskisósa

1 jicama julienned

1 epli, saxað

2 grænir laukar, smátt saxaðir

Myntu

aðferð

Hrísgrjónaediki, salti, sykri, limesafa og fiskisósu ætti að blanda vel saman í meðalstórri skál. Vel blönduðu julienned jicams ætti að blanda saman við söxuð eplin í skál og blanda vel saman. Bætið síðan skalottlauknum og myntu saman við og blandið saman. Látið salatið kólna aðeins áður en það er borið fram með samloku eða hamborgara.

Njóttu!!

Grasker og orzo salat

Hráefni

1 kúrbít

2 grænir laukar, saxaðir

1 gult grasker

ólífuolía

Kassi af soðnu orzo

dill

Steinselja

½ bolli geitaostur, rifinn

Pipar og salt eftir smekk

aðferð

Steikið kúrbít, saxaðan grænan lauk með gulu graskeri í ólífuolíu við meðalhita. Þær eiga að vera soðnar í nokkrar mínútur þar til þær mýkjast. Setjið þær nú í skál og hellið soðnu orzo með steinselju, rifnum geitaosti, dilli, salti og pipar í skálina og blandið aftur saman. Bíddu í nokkrar klukkustundir þar til salatið kólnar áður en það er borið fram.

Njóttu!!

Karsasalat með ávöxtum

Hráefni

1 vatnsmelóna, skorin í teninga

2 ferskjur, skornar í fernt

1 búnt af karsa

ólífuolía

½ bolli af sítrónusafa

Salt fyrir bragðið

pipar eftir smekk

aðferð

Kastaðu vatnsmelónu teningunum og ferskjubátunum með karsinum í meðalstóra skál og dreypið síðan ólífuolíu og limesafa yfir. Kryddið síðan eftir smekk og kryddið með salti og pipar að vild. Þegar öllu hráefninu hefur verið blandað á auðveldan og réttan hátt skaltu setja þau til hliðar eða þú getur líka geymt þau í kæli í nokkrar klukkustundir og þá er gómsæta, bragðgóða ávaxtasalatið tilbúið til framreiðslu.

Njóttu!!

Caesar salat

Hráefni

3 hvítlauksgeirar, saxaðir

3 ansjósur

½ bolli af sítrónusafa

1°C. Worcestershire sósu

ólífuolía

Ein eggjarauða

1 rómverskt höfuð

½ bolli parmesanostur, rifinn

Brautónur

aðferð

Saxaðir hvítlauksgeirar með ansjósum og sítrónusafa á að mylja, bætið síðan Worcestershire sósu út í ásamt salti, pipar og eggjarauðu og blandið aftur þar til slétt er. Slíka blöndu ætti að gera með hrærivél á hægum stillingu, bætið nú ólífuolíunni hægt og smátt saman við og henda svo róma út í hana. Eftir það ætti að setja blönduna til hliðar í nokkurn tíma. Berið salatið fram með parmesanosti og brauðteningum.

Njóttu!!

Mangó kjúklingasalat

Hráefni

2 kjúklingabringur, beinlausar, skornar í bita

græn mesclun

2 mangó, skorið í teninga

¼ bolli af sítrónusafa

1°C. Engifer, forréttir

2 matskeiðar. Hunang

ólífuolía

aðferð

Þeytið sítrónusafann og hunangið í skál og bætið síðan rifnu engiferinu og ólífuolíu út í. Þegar innihaldsefnunum hefur verið blandað vel saman í skálinni skaltu setja þau til hliðar. Síðan þarf að grilla kjúklinginn og láta hann síðan kólna og þegar hann kólnar rífur hann kjúklinginn í notendavæna teninga. Takið þá kjúklinginn úr skálinni og blandið vel saman við grænmetið og mangóið. Eftir að hafa blandað öllu hráefninu vel saman, látið það kólna og berið síðan fram dýrindis og áhugavert salat.

Njóttu!!

Appelsínusalat með mozzarella

Hráefni

2-3 appelsínur, sneiddar

mozzarella ostur

Fersk basilíkublöð, rifin í bita

ólífuolía

Salt fyrir bragðið

pipar eftir smekk

aðferð

Sneiðum af mozzarella og appelsínu ætti að blanda saman við rifin lauf af ferskri basilíku. Eftir að hafa blandað vandlega, stráið blöndunni yfir ólífuolíu og kryddið eftir smekk. Kryddið síðan með salti og pipar ef þarf. Leyfðu salatinu að kólna í nokkrar klukkustundir áður en það er borið fram, því það gefur salatinu réttan bragð.

Njóttu!!

Þriggja baunasalat

Hráefni

1/2 bolli af eplaediki

Um bolla af sykri

Bolli af jurtaolíu

Salt fyrir bragðið

½ bolli af grænum baunum

½ bolli vaxbaunir

½ bolli af rauðum baunum

2 rauðlaukar, smátt saxaðir

Salt og pipar eftir smekk

steinseljublöð

aðferð

Eplasafi edik með jurtaolíu, sykri og salti ætti að setja í pott og koma að suðu, þá bætið við baununum með sneiðum rauðlauk og marinerið þær síðan í að minnsta kosti klukkutíma. Eftir klukkutíma, kryddið með salti, kryddið með salti og pipar ef vill, berið svo fram með ferskri steinselju.

Njóttu!!

Miso tofu salat?

Hráefni

1°C. Engifer, smátt saxað

3-4 msk. misó

Vatn

1 msk. hrísgrjónavínsedik

1°C. Soja sósa

1°C. chilli mauk

1/2 bolli hnetuolía

1 smáspínat, saxað

½ bolli tofu, skorið í bita

aðferð

Saxað engifer á að mauka með misó, vatni, hrísgrjónaediki, sojasósu og chilipauki. Blandið síðan þessari blöndu saman við hálfan bolla af hnetuolíu. Þegar búið er að blanda vel saman, bætið þá hægelduðum tofu og söxuðu spínati út í. Kælið og berið fram.

Njóttu!!

Japanskt radísalat

Hráefni

1 vatnsmelóna, skorin í sneiðar

1 radísa, skorin í sneiðar

1 skalottlaukur

1 búnt af ungum sprotum

Mirin

1°C. hrísgrjónavínsedik

1°C. Soja sósa

1°C. Engifer, forréttir

Salt

sesam olía

Grænmetisolía

aðferð

Taktu vatnsmelónuna, radísuna með lauknum og grænmetinu í skál og settu til hliðar. Taktu nú aðra skál, bætið við mirin, ediki, salti, rifnum engifer, sojasósu með sesamolíu og jurtaolíu og blandið síðan vel saman. Þegar hráefnin í skálinni hafa blandast vel saman skaltu dreifa þessari blöndu yfir skálina með vatnsmelónum og radísum. Svo, áhugavert, en mjög ljúffengt salat er tilbúið til að bera fram.

Njóttu!!

Suðvestur Cobb

Hráefni

1 bolli af majónesi

1 bolli súrmjólk

1°C. Krydduð Worcestershire sósa

1°C. Kóríander

3 grænir laukar

1 msk. appelsínu hýði

1 hvítlaukur, saxaður

1 rómverskt höfuð

1 avókadó, skorið í teninga

jicama

½ bolli skarpur ostur, rifinn eða mulinn

2 appelsínur, skornar í báta

Salt fyrir bragðið

aðferð

Majónes og súrmjólk á að mauka með heitri Worcestershire sósu, grænum lauk, appelsínuberki, kóríander, söxuðum hvítlauk og salti. Taktu nú aðra skál og blandaðu romaine, avókadó og jicamas saman við appelsínurnar og rifna ostinn. Hellið nú súrmjólkurmaukinu yfir appelsínuskálina og látið það hvíla áður en það er borið fram til að fá rétta bragðið af salatinu.

Njóttu!!

Caprese pasta

Hráefni

1 pakki af fusilli

1 bolli mozzarella, skorinn í teninga

2 tómatar, fræhreinsaðir og saxaðir

Fersk basilíkublöð

¼ bolli furuhnetur, ristaðar

1 hvítlaukur, saxaður

Salt og pipar eftir smekk

aðferð

Eldið fusilli eftir leiðbeiningum og setjið svo inn í ísskáp. Eftir kælingu er mozzarella, tómötum, ristuðum furuhnetum, söxuðum hvítlauk og basilíkulaufum blandað saman við, kryddað eftir smekk og kryddað með salti og pipar ef þarf. Setjið allt salatblönduna til hliðar til að kólna og berið það síðan fram með samlokum, hamborgurum eða hvaða máltíð sem er.

Njóttu!!

Reykt silungssalat

Hráefni

2 matskeiðar. Eplaedik

ólífuolía

2 skalottlaukar, saxaðir

1°C. piparrót

1°C. Dijon sinnep

1°C. Hunang

Salt og pipar eftir smekk

1 dós af reyktum silungi, mulinn

2 epli, skorin í sneiðar

2 rófur, sneiddar

Eldflaug

aðferð

Taktu stóra skál og hentu út í muldum reyktum silungi með juliennes af eplum, rófum og rucola, settu síðan skálina til hliðar. Taktu nú aðra skál og blandaðu saman eplaediki, ólífuolíu, piparrót, söxuðum skalottlaukum, hunangi og Dijon sinnepi, kryddaðu blönduna eftir smekk og bætið salti og pipar eftir smekk ef þarf. Taktu nú þessa blöndu og helltu henni yfir skál af eplum, blandið vel saman, berið síðan fram salatið.

Njóttu!!

baunaeggjasalat

Hráefni

1 bolli grænar baunir, hvítaðar

2 radísur, skornar í sneiðar

2 egg

ólífuolía

Salt og pipar eftir smekk

aðferð

Egg ætti að sjóða fyrst og síðan blanda saman við hvítar grænar baunir, sneiðar radísur. Blandið þeim vel saman, stráið síðan ólífuolíu yfir og kryddið með salti og pipar eftir smekk. Þegar öllu hráefninu er blandað vel saman skaltu setja þau til hliðar og láta þau kólna. Þegar blandan hefur kólnað er salatið tilbúið til framreiðslu.

Njóttu!!

Ambros salat

Hráefni

1 bolli af kókosmjólk

2-3 sneiðar af appelsínuberki

Nokkrir dropar af vanilludropum

1 bolli vínber, skorin í sneiðar

2 mandarínur, skornar í sneiðar

2 epli, skorin í sneiðar

1 kókoshneta, rifin og ristuð

10-12 valhnetur, muldar

aðferð

Taktu meðalstóra skál og blandaðu saman kókosmjólk, appelsínuberki og vanilludropum. Þegar það hefur verið þeytt vandlega, bætið niðursneiddum mandarínum saman við sneið eplin og vínberin. Þegar öllu hráefninu hefur verið blandað vel saman skaltu geyma í kæli í klukkutíma eða tvo áður en dýrindis salatið er borið fram. Þegar salatið hefur kólnað berðu salatið fram með samloku eða hamborgurum.

Njóttu!!

fjórðungs salat

Hráefni

Bolli af majónesi

Bolli af gráðosti

1/2 bolli súrmjólk

skalottlaukur

Sítrónubörkur

Worcestershire sósu

Fersk steinseljublöð

Ísfleygar

1 harðsoðið egg

1 bolli beikon, mulið

Salt og pipar eftir smekk

aðferð

Majónes með gráðosti, súrmjólk, skalottlaukum, sósu, sítrónuberki og steinselju á að mauka. Eftir að maukið er búið til, kryddið eftir smekk og bætið við salti og pipar eftir þörfum. Taktu nú aðra skál og slepptu ísbitunum í fylltu eggjaskálina þannig að fyllta eggið liti harðsoðnu eggin í gegnum sigilinn. Hellið nú majónesinu yfir skálina með fjórðungunum og mímósu, blandið síðan vel saman. Salat ætti að bera fram með fersku beikoni á.

Njóttu!!

Spænskt chilli salat

Hráefni

3 grænir laukar

4-5 ólífur

2 paprikur

2 matskeiðar. sherry edik

1 paprikuhaus, reykt

1 rómverskt höfuð

1 handfylli af möndlum

Hvítlauksgeiri

Brauðsneiðar

aðferð

Grænn laukur á að grilla og síðan skera í bita. Taktu nú aðra skál og blandaðu chilipipar og ólífum saman við möndlur, reykta papriku, ediki, romaine og grilluðum og söxuðum grænum lauk. Blandið hráefnunum vel saman í skál og setjið til hliðar. Nú á að forbaka brauðsneiðar og eftir bakstur nuddaðu hvítlauksrif og helltu svo chillimassanum yfir bökuðu rúllurnar.

Njóttu!!

mímósa salat

Hráefni

2 harðsoðin egg

½ bolli af smjöri

1 salathaus

Edik

ólífuolía

Jurtir, saxaðar

aðferð

Taktu meðalstóra skál og blandaðu saman salati, smjöri, ediki, ólífuolíu og söxuðum kryddjurtum. Þegar hráefninu hefur verið blandað vel saman í skálinni er skálinni sett til hliðar í smá stund. Í millitíðinni, undirbúið mimosa. Til að útbúa mímósuna skaltu fyrst afhýða harðsoðnu eggin, nota síðan sigti til að tæma harðsoðnu eggin og mímósaeggið er tilbúið. Nú á að hella þessu mímósueggi yfir salatskálina áður en dýrindis mímósasalatið er borið fram.

Njóttu!!

Klassískt Waldorf

Hráefni

1/2 bolli majónesi

2-3 msk. Sýrður rjómi

2 graslaukur

2-3 msk. Steinselja

1 sítrónubörkur og safi

Sykur

2 epli, söxuð

1 sellerístilkur, saxaður

Hneta

aðferð

Taktu skál, svo majónes, rjómi er þeyttur með graslauk, sítrónuberki og safa, steinselju, pipar og sykri. Þegar hráefninu í skálinni hefur verið blandað vel saman skaltu setja þau til hliðar. Taktu nú aðra skál og blandaðu eplum, söxuðu selleríi og valhnetum saman við. Taktu nú majónesblönduna og blandaðu henni saman við eplin og selleríið. Blandið öllu hráefninu vel saman, setjið skálina til hliðar í smá stund og berið svo salatið fram.

Njóttu!!

Salat með svörtum ertum

Hráefni

lime safi

1 hvítlaukur, saxaður

1°C. Kúmen, malað

Salt

Kóríander

ólífuolía

1 bolli af svörtum baunum

1 Jalapeno, hakkað eða maukað

2 tómatar, skornir í bita

2 rauðlaukar, smátt saxaðir

2 lögfræðingar

aðferð

Lime safi er þeyttur með hvítlauk, kúmeni, kóríander, salti og ólífuolíu. Þegar öllum þessum hráefnum hefur verið blandað vel saman skaltu henda þessari blöndu með muldum jalapenos, svörtum baunum, avókadó og fínt skornum rauðlauk. Þegar öllu hráefninu hefur verið blandað vel saman, láttu salatið hvíla í nokkrar mínútur og berið síðan fram.

Njóttu!!

Grænmetissalat með svissneskum osti

Hráefni

1 bolli grænn laukur, sneiddur

1 bolli sellerí, sneið

1 bolli af grænum pipar

1 bolli fylltar chilli ólífur

6 bollar saxað salat

1/3 bolli af jurtaolíu

2 bollar af rifnum svissneskum osti

2 matskeiðar. rauðvínsedik

1 msk. Dijon sinnep

Salt og pipar eftir smekk

aðferð

Blandið ólífum, lauk, sellerí og grænum pipar saman í salatskál og blandið vel saman. Blandið saman olíu, sinnepi og ediki í lítilli skál. Kryddið sósuna með salti og pipar. Stráið grænmetinu með dressingunni. Sett í ísskáp yfir nótt eða nokkrar klukkustundir. Klæðið diskinn með salati áður en hann er borinn fram. Blandið osti saman við grænmeti. Setjið salatið á kálið. Stráið því rifnum osti yfir. Berið fram strax.

Njóttu!

Bragðgott gulrótarsalat

Hráefni

2 pund gulrætur, skrældar og skornar í þunnar, skáar sneiðar

½ bolli af möndluflögum

1/3 bolli þurrkuð trönuber

2 bollar af rucola

2 söxuð hvítlauksrif

1 pakki af muldum dönskum gráðosti

1 msk. Eplaedik

¼ bolli af extra virgin ólífuolíu

1°C. Hunang

1 til 2 klípur af nýmöluðum svörtum pipar

Salt fyrir bragðið

aðferð

Blandið gulrótum, hvítlauk og möndlum saman í skál. Bætið smá ólífuolíu út í og blandið vel saman. Saltið og piprið eftir smekk. Flyttu blönduna yfir á bökunarplötu og bakaðu í forhituðum ofni í 30 mínútur við 400 gráður F eða 200 gráður C. Fjarlægðu þegar brúnin er brún og láttu kólna. Færið gulrótarblönduna yfir í skál. Bætið við hunangi, ediki, trönuberjum og osti og blandið vel saman. Hrærið rukkúlunni út í og berið fram strax.

Njóttu!

Súrsett grænmetissalat

Hráefni

1 dós af grænum ertum, tæmd

1 dós grænar baunir að frönskum stíl, tæmd

1 dós hvítur maís eða tæmd maís

1 meðalstór laukur, þunnt sneið

¾ bolli fínsaxað sellerí

2 matskeiðar. Saxaður pipar

½ bolli hvítvínsedik

½ bolli af jurtaolíu

¾ bolli af sykri

½ tsk. Pipar 1/2 tsk. Salt

aðferð

Taktu stóra skál og blandaðu saman baunum, maís og baunum. Bætið við sellerí, lauk og papriku og blandið vel saman. Taktu pottinn. Bætið öllu öðru hráefni út í og eldið við vægan hita. Hrærið stöðugt þar til sykurinn leysist upp. Hellið sósunni yfir grænmetisblönduna. Lokið skálinni með loki og setjið í ísskáp yfir nótt. Þú getur geymt það í nokkra daga í kæli. Berið fram ferskt.

Njóttu!

Ristað litað maíssalat

Hráefni

8 Ferskur maís með belgjum 1 rauð paprika, skorin í teninga

1 græn paprika, skorin í teninga

1 rauðlaukur, saxaður

1 bolli hakkað ferskt kóríander

½ bolli af ólífuolíu

4 hvítlauksrif mulin og síðan söxuð

3 lime

1°C. hvítur sykur

Salt og pipar eftir smekk

1 msk. sterk sósa

aðferð

Taktu stóran pott og settu maís í hann. Hellið vatni út í og leggið maís í bleyti í 15 mínútur. Fjarlægðu silkið úr maíshýðinu og settu til hliðar. Taktu grillið og hitaðu það upp. Setjið maís á grillið og eldið í 20 mínútur. Snúðu þeim við af og til. Kælið og fargið skeljunum. Taktu blandara og helltu ólífuolíu, lime safa, heitu sósu og blandaðu saman. Bætið við kóríander, hvítlauk, sykri, salti og pipar. Blandið saman til að fá slétta blöndu. Stráið maís yfir. Berið fram strax.

Njóttu!

Rjóma agúrka

Hráefni

3 gúrkur, skrældar og þunnar sneiðar

1 laukur, skorinn í sneiðar

2 glös af vatni

¾ bolli af þungum rjóma til þeyta

¼ bolli af eplaediki

Hakkað fersk steinselja, valfrjálst

¼ bolli) af sykri

½ tsk. Salt

aðferð

Bætið við vatni og saltið agúrkuna og laukinn, látið liggja í bleyti í að minnsta kosti 1 klst. Tæmdu umfram vatn. Blandið sýrðum rjóma og ediki saman í skál þar til það er slétt. Bætið súrsuðum gúrkum og lauk út í. Hrærið vel til að húðin verði jafnt. Sett í ísskáp í nokkrar klukkustundir. Stráið steinselju yfir áður en það er borið fram.

Njóttu!

Salat af súrsuðum sveppum og tómötum

Hráefni

12 aura kirsuberjatómatar, helmingaðir

1 pakki af ferskum sveppum

2 sneiðar grænir laukar

¼ bolli af balsamikediki

1/3 bolli af jurtaolíu

1 ½ tsk. hvítur sykur

½ tsk. Malaður svartur pipar

½ tsk. Salt

½ bolli söxuð fersk basilíka

aðferð

Blandið saman balsamikediki, olíu, pipar, salti og sykri í skál þar til þú færð einsleita blöndu. Taktu aðra stóra skál og blandaðu saman tómötum, lauk, sveppum og basil. Blandið vel saman. Bætið dressingunni út í og hjúpið grænmetið jafnt. Lokið skálinni og setjið í kæli í 3 til 5 klukkustundir. Berið fram ferskt.

Njóttu!

Bauna salat

Hráefni

1 dós rauðar nýrnabaunir, skolaðar og tæmdar

1 dós kjúklingabaunir eða garbanzo baunir, skolaðar og tæmdar

1 dós af grænum baunum

1 dós af vaxbaunum, tæmd

¼ bolli grænn julienne pipar

8 laukar, sneiddir

½ bolli af eplaediki

¼ bolli repjuolía

¾ bolli af sykri

½ tsk. Salt

aðferð

Blandið baununum saman í stórri skál. Bætið grænni papriku og lauk við baunirnar. Blandið eplaedikinu, sykri, olíu og salti saman í lokuðu krukku til að gera slétta vínaigrette. Látið sykurinn leysast alveg upp í dressingunni. Hellið baunablöndunni yfir og blandið vel saman. Lokið blöndunni og setjið í kæli yfir nótt.

Njóttu!

Hvítlauksrauðrófusalat

Hráefni

6 soðnar rófur, afhýddar og skornar í sneiðar

3 msk. ólífuolía

2 matskeiðar. rauðvínsedik

2 hvítlauksgeirar

Salt fyrir bragðið

Grænlaukssneiðar, sumar til skrauts

aðferð

Blandið öllu hráefninu saman í skál og blandið vel saman. Berið fram strax.

Njóttu!

Súrsaður maís

Hráefni

1 bolli frosinn maís

2 grænir laukar, þunnar sneiðar

1 msk. Saxaður grænn pipar

1 salatblað, valfrjálst

¼ bolli majónesi

2 matskeiðar. Sítrónusafi

á móti. Malað sinnep

á móti. Sykur

1-2 klípur af nýmöluðum pipar

aðferð

Í stórri skál blandið majónesi saman við sítrónusafa, sinnep og sykur. Þeytið vel þar til slétt. Bætið maís, grænum pipar, lauk við majónesi. Kryddið blönduna með salti og pipar. Lokið og setjið í kæli yfir nótt eða að minnsta kosti 4-5 klst. Áður en borið er fram skal klæða diskinn með salati og salatið setja á það.

Njóttu!

Ertusalat

Hráefni

8 sneiðar af beikoni

1 pakki af frosnum ertum, þiðnar og tæmdar

½ bolli saxað sellerí

½ bolli saxaður grænn laukur

2/3 bolli sýrður rjómi

1 bolli saxaðar kasjúhnetur

Salt og pipar eftir smekk

aðferð

Setjið beikonið í stóran pott og eldið við meðalhita þar til báðar hliðar eru brúnar. Tæmið umfram olíu með pappírshandklæði og myljið beikonið. Leggðu það til hliðar. Sameina sellerí, baunir, grænan lauk og sýrðan rjóma í meðalstórri skál. Blandið vel saman með blíðri hendi. Bætið kasjúhnetunum og beikoninu út í salatið rétt áður en það er borið fram. Berið fram strax.

Njóttu!

rófusalat

Hráefni

¼ bolli sæt rauð paprika, saxuð

4 bollar rifnar skrældar rófur

¼ bolli af grænum lauk

¼ bolli majónesi

1 msk. Edik

2 matskeiðar. Sykur

á móti. Pipar

á móti. Salt

aðferð

Taktu skálina. Blandið saman rauðum pipar, lauk og blandið saman. Taktu aðra skál til að undirbúa sósuna. Blandið majónesi, ediki, sykri, salti og pipar saman og blandið vel saman. Hellið blöndunni yfir grænmetið og blandið vel saman. Takið rófurnar í skál, bætið þessari blöndu út í rófurnar og blandið vel saman. Geymið grænmeti í kæli yfir nótt eða í nokkrar klukkustundir. Meiri marinering bætir meira bragði. Berið fram ferskt.

Njóttu!

Salat með eplum og avókadó

Hráefni

1 búnt af ungum sprotum

¼ bolli rauðlaukur, saxaður

½ bolli saxaðar valhnetur

1/3 bolli af muldum gráðosti

2 matskeiðar. Sítrónubörkur

1 epli, afhýtt, kjarnhreinsað og skorið í sneiðar

1 avókadó, afhýtt, skorið í sundur og skorið í teninga

4 mandarínur, kreistar

½ sítróna, kreist

1 hakkað hvítlauksrif

2 matskeiðar. Ólífuolía Salt eftir smekk

aðferð

Blandið saman spírum, valhnetum, rauðlauk, gráðosti og sítrónuberki í skál. Blandið blöndunni vel saman. Þeytið kröftuglega mandarínusafa, sítrónubörkur, sítrónusafa, hakkaðan hvítlauk, ólífuolíu. Kryddið blönduna með salti. Hellið yfir salatið og blandið. Bætið eplinum og avókadóinu í skál og hrærið rétt áður en salatið er borið fram.

Njóttu!

Maíssalat, baunir, laukur

Hráefni

1 dós heilkorna maís, þvegið og tæmt

1 dós af þvegnum og tæmdum baunum

1 dós af grænum baunum, tæmd

1 krukka af Pimientos, tæmd

1 bolli af fínsaxað sellerí

1 laukur, smátt saxaður

1 græn paprika, smátt skorin

1 bolli af sykri

½ bolli af eplaediki

½ bolli repjuolía

1°C. Salt

½ tsk. Pipar

aðferð

Taktu stóra salatskál og blandaðu saman lauknum, grænum pipar og sellerí. Leggðu það til hliðar. Hellið ediki, olíu, sykri, salti og pipar í pott og látið suðuna koma upp. Takið af hitanum og látið blönduna kólna. Dreypið grænmetinu yfir og blandið vel saman til að hjúpa það jafnt. Sett í ísskáp í nokkrar klukkustundir eða yfir nótt. Borið fram kælt.

Njóttu!

ítalskt grænmetissalat

Hráefni

1 dós af þistilhjörtum, tæmd og skorin í fjórða

5 bollar romaine salat, skolað, þurrkað og saxað

1 rauð paprika, skorin í strimla

1 gulrót 1 rauðlaukur skorinn í þunnar sneiðar

¼ bolli af svörtum ólífum

¼ bolli af grænum ólífum

½ agúrka

2 matskeiðar. Rifinn romano ostur

1°C. Saxað ferskt timjan

½ bolli repjuolía

1/3 bolli estragon edik

1 msk. hvítur sykur

½ tsk. Þurrt sinnep

2 söxuð hvítlauksrif

aðferð

Taktu miðlungs ílát með loftþéttu loki. Hellið rapsolíu, ediki, þurru sinnepi, sykri, timjan og hvítlauk út í. Lokið ílátinu og þeytið kröftuglega til að fá slétta blöndu. Færið blönduna yfir í skál og setjið þistilhjörtu í hana. Setjið í ísskáp og látið marinerast yfir nótt. Taktu stóra skál og blandaðu saman salati, gulrótum, papriku, rauðlauk, ólífuolíu, agúrku og osti. Blandið varlega saman við. Kryddið með salti og pipar. Blandið saman við ætiþistla. Látið marinerast í fjórar klukkustundir. Berið fram ferskt.

Njóttu!

Sjávarréttapasta salat?

Hráefni

1 pakki af þrílita pasta

3 stilkar af sellerí

1 pund af eftirlíkingu af krabbakjöti

1 bolli frosnar grænar baunir

1 bolli af majónesi

½ msk. hvítur sykur

2 matskeiðar. hvítt edik

3 msk. mjólk

1°C. Salt

á móti. malaður svartur pipar

aðferð

Látið suðu koma upp í stórum potti, bætið pastanu út í og sjóðið í 10 mínútur. Þegar pastað sýður, bætið við grænu baunum og krabbakjöti.

Blandið því sem eftir er af hráefnunum saman í stóra skál og setjið til hliðar.

Blandið saman ertum, krabbakjöti og pasta. Berið fram strax.

Njóttu!

Grillað grænmetissalat

Hráefni

1 pund ferskur aspas, snyrtur

2 kúrbítar, helmingaðir eftir endilöngu og snyrtir í endana

2 gul grasker

1 stór rauðlaukur, sneiddur

2 rauðar paprikur, helmingaðar og saxaðar.

½ bolli af extra virgin ólífuolíu

¼ bolli rauðvínsedik

1 msk. Dijon sinnep

1 hakkað hvítlauksrif

Salt og malaður svartur pipar eftir smekk

aðferð

Hitið og grillið grænmetið í 15 mínútur, takið síðan grænmetið af grillinu og skerið í litla bita. Bætið restinni af hráefnunum saman við og blandið salatinu saman svo allt kryddið blandist vel saman. Berið fram strax.

Njóttu!

Ljúffengt sumar maíssalat

Hráefni

6 maískolar, afhýddar og alveg hreinsaðar

3 stórir niðursoðnir tómatar

1 stór saxaður laukur

¼ bolli söxuð fersk basilíka

¼ bolli af ólífuolíu

2 matskeiðar. hvítt edik

Salt og pipar

aðferð

Taktu stóran pott, helltu vatni og salti og láttu suðuna koma upp. Sjóðið maís í sjóðandi vatni og bætið síðan öllum innihaldsefnum út í. Blandið blöndunni vel saman og setjið í ísskáp. Berið fram ferskt.

Njóttu!!

Stökkt ertusalat með karamellu

Hráefni

8 sneiðar af beikoni

1 pakki af frosnum þurrkuðum grænum ertum

½ bolli saxað sellerí

½ bolli saxaður grænn laukur

2/3 bolli sýrður rjómi

1 bolli saxaðar kasjúhnetur

Salt og pipar eftir smekk

aðferð

Steikið beikonið á pönnu við meðalhita þar til það er brúnt. Blandið saman restinni af hráefnunum nema kasjúhnetunum í skál. Að lokum er beikoninu og kasjúhnetunum bætt út í blönduna. Blandið vel saman og berið fram strax.

Njóttu!

Töfrandi svartbaunasalat

Hráefni

1 dós af svörtum baunum, skoluð og tæmd

2 dósir af þurrkuðum maískjörnum

8 grænir laukar, saxaðir

2 jalapenó paprikur, saxaðar og saxaðar

1 niðurskorin græn paprika

1 avókadó, afhýtt, skorið í sundur og skorið í teninga.

1 krukka af papriku

3 tómatar, fræhreinsaðir og saxaðir

1 bolli hakkað ferskt kóríander

1 lime safi

½ bolli ítölsk sósa

½ tsk. hvítlaukssalt

aðferð

Taktu stóra skál og settu allt hráefnið í hana. Hrærið vel saman þannig að þær blandist vel saman. Berið fram strax.

Njóttu!

Ljúffengt grískt salat

Hráefni

3 stórir þroskaðir tómatar, saxaðir

2 afhýddar og sneiddar gúrkur

1 lítill rauðlaukur saxaður

¼ bolli af ólífuolíu

4 msk. sítrónusafi

½ tsk. þurrkað oregano

Salt og pipar eftir smekk

1 bolli mulinn fetaostur

6 grískar svartar ólífur, grýttar og skornar í sneiðar

aðferð

Taktu meðalstóra skál og blandaðu tómötunum, gúrkunni og lauknum mjög vel saman og láttu þessa blöndu standa í fimm mínútur. Stráið ólífuolíu, sítrónusafa, oregano, salti, pipar, fetaosti og ólífum yfir. Blandið saman og berið fram strax.

Njóttu!!

Ótrúlegt tælenskt gúrkusalat

Hráefni

3 stórar afhýddar gúrkur, skornar í kvarttommu sneiðar og fjarlægðu fræ

1 msk. Salt

½ bolli af hvítum sykri

½ bolli af hrísgrjónaediki

2 saxaðar jalapeno paprikur

¼ bolli hakkað kóríander

½ bolli saxaðar jarðhnetur

aðferð

Blandið öllu hráefninu saman í stóra skál og blandið vel saman. Kryddið eftir smekk og berið fram kælt.

Njóttu!

Próteinríkt basil tómatsalat

Hráefni

4 stórir þroskaðir tómatar, skornir í sneiðar

1 pund ferskur mozzarellaostur í sneiðum

1/3 bolli fersk basil

3 msk. Extra virgin ólífuolía

Fínmalað sjávarsalt

Nýmalaður svartur pipar

aðferð

Á disk, raðið til skiptis og skarast sneiðar af tómötum og mozzarella. Að lokum er ólífuolíu, fínu sjávarsalti og pipar stráð yfir. Berið fram kælt, skreytt með basil laufum.

Njóttu!

Fljótlegt salat með gúrku og avókadó

Hráefni

2 meðalstórar gúrkur, skornar í teninga

2 teningur af avókadó

4 msk. saxað ferskt kóríander

1 hakkað hvítlauksrif

2 matskeiðar. saxaður grænn laukur

á móti. Salt

Svartur pipar

¼ stór sítróna

1 lime

aðferð

Blandið gúrkunum, avókadóunum og kóríander vel saman. Að lokum er pipar, sítrónu, lime, laukur og hvítlauk bætt út í. Blandið vel saman. Berið fram strax.

Njóttu!

Orzo og ljúffengt tómatsalat með fetaosti

Hráefni

1 bolli ósoðið orzo pasta

¼ bolli af grófhreinsuðum ólífum

1 bolli niðurskorinn fetaostur

3 msk. Saxaður ferskur Presley

1 saxaður þroskaður tómatur

¼ bolli af extra virgin ólífuolíu

¼ bolli af sítrónusafa

Salt og pipar

aðferð

Eldið orzo samkvæmt leiðbeiningum framleiðanda. Taktu skál og blandaðu orzo, ólífum, steinselju, dilli og tómötum mjög vel saman. Að lokum er salti, pipar stráð yfir og fetaost sett ofan á. Berið fram strax.

Njóttu!

Enskt gúrku- og tómatsalat

Hráefni

8 Róma- eða plómutómatar

1 ensk agúrka, afhýdd og skorin í teninga

1 bolli jicama, afhýddur og smátt saxaður

1 lítil gul paprika

½ bolli rauðlaukur, sneiddur

3 msk. Sítrónusafi

3 msk. Extra virgin ólífuolía

1 msk. Þurrkuð steinselja

1-2 klípa af pipar

aðferð

Blandið saman tómötum, papriku, gúrku, jicama og rauðlauk í skál. Blandið vel saman. Hellið ólífuolíu, sítrónusafa út í og hjúpið blönduna. Stráið steinselju yfir og blandið saman. Kryddið með salti og pipar. Berið fram strax eða kælt.

Njóttu!

Eggaldinsalat ömmu

Hráefni

1 eggaldin

4 tómatar, skornir í teninga

3 harðsoðin egg, skorin í teninga

1 laukur, smátt saxaður

½ bolli frönsk sósa

½ tsk. Pipar

Salt, til að krydda, valfrjálst

aðferð

Þvoið eggaldinið og skerið það í tvennt eftir endilöngu. Taktu eldfast mót og smyrðu það með ólífuolíu. Raðið sneiðum eggaldinunum í smurt eldfast mót. Bakið í 30-40 mínútur við 350 gráður F. Takið út og kælið. Afhýðið eggaldinið. Skerið þær í litla teninga. Taktu stóra skál og færðu eggaldinin yfir í hana. Bætið við lauk, tómötum, eggjum, dressingu, pipar og salti. Blandið vel saman. Frystið í að minnsta kosti 1 klukkustund í kæli og berið fram.

Njóttu!

Gulrót, beikon og spergilkál salat

Hráefni

2 hausar af fersku brokkolí, saxað

½ pund af beikoni

1 búnt af grænum lauk, saxað

½ bolli af rifnum gulrót

½ bolli rúsínur, valfrjálst

1 bolli af majónesi

½ bolli hvítt eimað edik

1-2 klípa af pipar

Salt fyrir bragðið

aðferð

Steikið beikonið á stórri, djúpri pönnu við meðalhita þar til það er brúnt. Sigtið og molið. Sameina spergilkál, grænan lauk, gulrætur og beikon í stórri skál. Saltið og piprið. Blandið vel saman. Taktu lítið ílát eða skál og settu majónesi og edik og blandaðu saman. Flyttu dressinguna yfir í grænmetisblönduna. Nuddaðu grænmetið með blíðri hendi. Kælið í að minnsta kosti 1 klukkustund og berið fram.

Njóttu!

Gúrku- og tómatsalat með sýrðum rjóma

Hráefni

3-4 gúrkur, afhýddar og skornar í sneiðar

2 salatblöð, til skrauts, valfrjálst

5-7 sneiðar af tómötum,

1 laukur, þunnt skorinn í hringa

1 msk. Saxaður graslaukur

½ bolli sýrður rjómi

2 matskeiðar. hvítt edik

½ tsk. Fennel fræ

á móti. Pipar

klípa af sykri

1°C. Salt

aðferð

Setjið gúrkusneiðarnar í skál og stráið salti yfir. Látið marinerast í 3-4 tíma í ísskáp. Taktu gúrkuna út og þvoðu hana. Tæmdu allan vökvann og færðu yfir í stóra salatskál. Bætið lauknum út í og setjið til hliðar. Taktu litla skál og blandaðu saman ediki, sýrðum rjóma, graslauk, fennelfræjum, pipar og sykri. Þeytið blönduna og hellið yfir gúrkumassann. Blandið varlega saman við. Raðið disknum fallega með salati og tómötum. Berið fram strax.

Njóttu!

Tómat tortellini salat

Hráefni

1 pund regnboga tortellini pasta

3 plómutómatar, helmingaðir

3 aura af hörðu salami, skorið í teninga

2/3 bolli saxað sellerí

¼ bolli af söxuðum svörtum ólífum

½ bolli rauð paprika

1 msk. Rauðlaukur, sneiddur

1 msk. tómatþykkni

1 hakkað hvítlauksrif

3 msk. rauðvínsedik

3 msk. Balsamic edik

2 matskeiðar. Dijon sinnep

1°C. Hunang

1/3 bolli af ólífuolíu

1/3 bolli af jurtaolíu

¾ bolli rifinn provolone ostur

¼ bolli saxuð fersk steinselja

1°C. Saxað ferskt rósmarín

1 msk. Sítrónusafi

Pipar og salt eftir smekk

aðferð

Eldið makkarónurnar samkvæmt leiðbeiningum á pakkanum. Hellið köldu vatni og látið renna af. Leggðu það til hliðar. Notaðu grillið tómatana þar til hýðið er svart að hluta. Setjið nú tómatinn í blandarann. Bætið tómatmauki, ediki, hvítlauk, hunangi og sinnepi út í og blandið aftur. Bætið ólífuolíu og jurtaolíu smám saman út í og blandið þar til slétt. Saltið og piprið. Blandið pastanu saman við allt grænmetið, kryddjurtirnar, salamíið og sítrónusafann í skál. Hellið dressingu og blandið vel saman. Berið fram.

Njóttu!

Spergilkál og beikon í vinaigrette majónesi sósu

Hráefni

1 búnt af brokkolí skorið í blóma

½ lítill rauðlaukur, smátt saxaður

1 bolli rifinn mozzarellaostur

8 beikonsneiðar, soðnar og muldar

½ bolli majónesi

1 msk. ediki

¼ bolli) af sykri

aðferð

Kastaðu spergilkálinu, soðnu beikoninu, lauknum og ostinum í stóra skál. Blandið saman með blíðri hendi. Lokið og setjið til hliðar. Blandið majónesi, ediki og sykri saman í litlu íláti. Þeytið stöðugt þar til sykurinn leysist upp og myndar slétta blöndu. Hellið dressingunni yfir brokkolíblönduna og hjúpið jafnt. Berið fram strax.

Njóttu!

Kjúklingasalat með gúrkukremi

Hráefni

2 dósir af kjúklingabitum, tæmdar af safa

1 bolli frælaus græn vínber, skorin í tvennt

½ bolli saxaðar pekanhnetur eða möndlur

½ bolli saxað sellerí

1 dós mandarínur, tæmd

¾ bolli rjómalöguð gúrkuvínaigrette

aðferð

Taktu stóra djúpa salatskál. Leggðu kjúkling, sellerí, vínber, appelsínur og pekanhnetur eða möndlur í lag eftir þörfum. Blandið varlega saman við.

Bætið gúrkuvínaigrettunni út í. Hrærið kjúklinga- og grænmetisblöndunni saman við rjómadressinguna. Berið fram strax.

Njóttu!

Grænmeti með piparrót vínaigrette

Hráefni

¾ bolli blómkálsblóm

gúrkubolli

¼ bolli saxaðir tómatar með fræjum

2 matskeiðar. Niðurskornar radísur

1 msk. Grænn laukur í sneiðar

2 matskeiðar. Saxað sellerí

¼ bolli amerískur ostur, skorinn í teninga

Lest:

2 matskeiðar. Majónesi

1-2 msk. Sykur

1 msk. útbúin piparrót

1/8 tsk pipar

á móti. Salt

aðferð

Blandaðu saman blómkáli, agúrku, tómötum, sellerí, radísu, graslauk og osti í stórri skál. Leggðu það til hliðar. Taktu litla skál. Blandið majónesinu, sykrinum, piparrótinni saman þar til sykurinn leysist upp og myndar slétta blöndu. Hellið dressingunni yfir grænmetið og blandið vel saman. Setjið í ísskáp í 1-2 klst. Berið fram ferskt.

Njóttu!

Sætabauna- og pastasalat

Hráefni

1 bolli af pasta

2 bollar frosnar grænar baunir

3 egg

3 grænir laukar, saxaðir

2 sellerístilkar, saxaðir

¼ bolli búgarðsdressing

1°C. hvítur sykur

2 matskeiðar. ediki

2 sætar súrum gúrkum

1 bolli rifinn cheddar ostur

¼ nýmalaður svartur pipar

aðferð

Sjóðið pastað í sjóðandi vatni. Bætið klípu af salti við það. Þegar því er lokið skaltu skola með köldu vatni og þurrka. Taktu pott og fylltu hann með köldu vatni. Bætið eggjum út í og sjóðið. Takið af hitanum og lokið. Setjið eggin í volgu vatni í 10-15 mínútur. Takið eggin úr volgu vatni og kælið. Afhýðið húðina og saxið. Taktu litla skál og blandaðu saman dressingunni, ediki og sykri. Þeytið vel og kryddið með salti og nýmöluðum svörtum pipar. Blandið saman pasta, eggjum, grænmeti og osti. Hellið dressingunni og blandið saman. Berið fram ferskt.

Njóttu!

Litríkt piparsalat

Hráefni

1 græn paprika, söxuð

1 sæt gul paprika, niðurskorin

1 sæt rauð paprika, niðurskorin

1 fjólublá paprika, söxuð

1 rauðlaukur, saxaður

1/3 bolli af ediki

¼ bolli repjuolía

1 msk. Sykur

1 msk. Hakkað fersk basilika

á móti. Salt

klípa af pipar

aðferð

Taktu stóra skál og blandaðu saman öllum paprikunum og blandaðu vel saman. Bætið lauknum út í og blandið aftur. Taktu aðra skál og blandaðu saman restinni af hráefnunum og þeyttu blönduna kröftuglega. Hellið sósunni með blöndu af papriku og lauk. Blandið vel saman til að hjúpa grænmetið. Lokið blöndunni og setjið í ísskáp yfir nótt. Berið fram ferskt.

Njóttu!

Salat með kjúklingi, þurrkuðum tómötum og furuhnetum með osti

Hráefni

1 ítalskt brauð, skorið í teninga

8 grillaðir kjúklingalengjur

½ bolli af furuhnetum

1 bolli þurrkaðir tómatar

4 grænir laukar skornir í 1/2 tommu bita

2 pakkar af blönduðu grænu salati

3 msk. Extra virgin ólífuolía

½ tsk. Salt

½ tsk. nýmalaður svartur pipar

1°C. Hvítlauksduft

8 aura fetaostur, mulinn

1 bolli balsamic vínaigrette

aðferð

Blandið saman ítölsku brauði og ólífuolíu. Kryddið með salti, hvítlauksdufti og salti. Skeið blöndunni í einu lagi í smurða 9x13 tommu bökunarform. Setjið það á forhitað grillið og grillið þar til það verður brúnt og kulnað. Taktu það út og láttu það kólna. Setjið furuhneturnar í bökunarplötuna og setjið þær á neðri grind grillofnsins og eldið vel. Hellið heitu vatni í litla skál og leggið sólþurrkuðu tómatana í bleyti þar til þeir eru mjúkir. Skerið tómatana í sneiðar. Í salatskál, sameina allt grænt grænmeti; bæta við tómötum, furuhnetum, brauðteningum, grilluðum kjúklingi, dressingu og osti. Blandið vel saman. Berið fram.

Njóttu!

Salat með mozzarella og tómötum

Hráefni

¼ bolli rauðvínsedik

1 hakkað hvítlauksrif

2/3 bolli ólífuolía

1 hálfur lítri af kirsuberjatómötum, helmingaðir

1 ½ bolli hægeldaður magur mozzarellaostur

¼ bolli saxaður laukur

3 msk. Hakkað fersk basilika

pipar eftir smekk

½ tsk. Salt

aðferð

Taktu litla skál. Bætið við ediki, hakkaðri hvítlauk, salti og pipar og hrærið þar til saltið leysist upp. Bætið olíunni út í og þeytið blönduna þar til hún er slétt. Í stórri skál, bætið tómötum, osti, lauk og basil og blandið varlega saman með hendinni. Bætið dressingunni út í og blandið vel saman. Lokið skálinni og kælið í 1 til 2 klukkustundir. Hrærið af og til. Berið fram ferskt.

Njóttu!

Kryddað kúrbítssalat

Hráefni

1 ½ msk. sesamfræ

¼ bolli af kjúklingasoði

3 msk. miso líma

2 matskeiðar. Soja sósa

1 msk. hrísgrjónaedik

1 msk. lime safi

½ tsk. thai chilli sósa

2 matskeiðar. púðursykur

½ bolli saxaður grænn laukur

¼ bolli hakkað kóríander

6 kúrbítar, niðurskornir

2 blöð af nori, skorin í þunnar sneiðar

2 matskeiðar. Möndluflögur

aðferð

Settu sesamfræin í pott og settu þau yfir meðalhita. Eldið 5 mínútur. Hrærið stöðugt í. Grillið létt. Blandið kjúklingakraftinum, sojasósunni, misómaukinu, hrísgrjónaediki, limesafa, púðursykri, chilisósu, skalottlaukum og kóríander saman í skál og þeytið. Í stóra salatskál skaltu henda kúrbítnum og dressingunni svo þau verði jafnhúðuð. Skreytið kúrbít með ristað sesam, möndlum og nori. Berið fram strax.

Njóttu!

Tómatar og aspas salat

Hráefni

1 pund ferskur aspas, skorinn í 1 tommu bita

4 tómatar, skornir í fernt

3 bollar ferskir sveppir, sneiddir

1 græn paprika, söxuð

¼ bolli af jurtaolíu

2 matskeiðar. Eplaedik

1 hakkað hvítlauksrif

1°C. Þurrkað estragon

á móti. Sterk sósa

á móti. Salt

á móti. Pipar

aðferð

Hellið litlu magni af vatni í pott og eldið aspasinn í honum þar til hann er stökkur og mjúkur, um það bil 4 til 5 mínútur. Tæmið og setjið til hliðar.

Blandið sveppum saman við tómata og grænan pipar í stóra salatskál.

Blandið restinni af hráefnunum saman í annarri skál. Blandið grænmetisblöndunni saman við dressinguna. Blandið vel saman, hyljið og kælið í 2 til 3 klukkustundir. Berið fram.

Njóttu!

Gúrkusalat með myntu, lauk og tómötum

Hráefni

2 gúrkur, helmingaðar langsum, saxaðar og skornar í sneiðar

2/3 bolli grófsaxaður rauðlaukur

3 tómatar, frælausir og gróft saxaðir

½ bolli söxuð fersk myntulauf

1/3 bolli rauðvínsedik

1 msk. kornótt sætuefni án kaloría

1°C. Salt

3 msk. ólífuolía

Smá pipar

Salt fyrir bragðið

aðferð

aðferð

Hellið litlu magni af vatni í pott og eldið aspasinn í honum þar til hann er stökkur og mjúkur, um það bil 4 til 5 mínútur. Tæmið og setjið til hliðar. Blandið sveppum saman við tómata og grænan pipar í stóra salatskál. Blandið restinni af hráefnunum saman í annarri skál. Blandið grænmetisblöndunni saman við dressinguna. Blandið vel saman, hyljið og kælið í 2 til 3 klukkustundir. Berið fram.

Njóttu!

Gúrkusalat með myntu, lauk og tómötum

Hráefni

2 gúrkur, helmingaðar langsum, saxaðar og skornar í sneiðar

2/3 bolli grófsaxaður rauðlaukur

3 tómatar, frælausir og gróft saxaðir

½ bolli söxuð fersk myntulauf

1/3 bolli rauðvínsedik

1 msk. kornótt sætuefni án kaloría

1°C. Salt

3 msk. ólífuolía

Smá pipar

Salt fyrir bragðið

aðferð

Blandið saman gúrkum, kornuðu sætuefni, ediki og salti í stóra skál. Látið liggja í bleyti. Látið það vera við stofuhita í að minnsta kosti 1 klukkustund til að marinerast. Hrærið af og til. Setjið tómata, lauk, saxaða ferska myntu í það. Blandið vel saman. Bætið olíunni út í gúrkublönduna. Rúllið til að þekja jafnt. Saltið og piprið eftir smekk. Berið fram ferskt.

Njóttu!

Adam Salatas

(tyrkneskt linsubaunasalat)

Hráefni:

2 bollar af linsubaunir, hreinsaðar

4 glös af vatni

¼ bolli af ólífuolíu

1 laukur, skorinn í sneiðar

2-3 hvítlauksgeirar, skornir í sneiðar

2 matskeiðar. Kúmenduft

1-2 sítrónur, aðeins safi

1 búnt af steinselju, sneið

Salt og bragðbætir

2 tómatar, skornir í fjórða hluta (má sleppa)

2 harðsoðin egg og fjórðungar (má sleppa)

Svartar ólífur, valfrjálst

¼ bolli fetamjólk, valfrjálst, mulið eða sneið

aðferð

Bætið baunum og vatni í stóran pott og látið suðuna koma upp við meðalhita. Lækkið hitann, festið og eldið þar til það er tilbúið. Ekki ofelda. Tæmið og þvoið í köldu vatni. Hitið ólífuolíuna á pönnu við meðalhita. Bætið rauðlauk út í og steikið þar til hann er hálfgagnsær. Bætið hvítlauksrifunum og kúmeninu út í og steikið í 1 eða 2 mínútur í viðbót. Setjið baunirnar í stórt fat og bætið við rauðlauknum, tómötunum og eggjunum. Bætið við sítrónusafa, steinselju, booster og salti. Berið fram kælt stráð osti yfir.

Njóttu!

Ajvar

Hráefni:

3 meðalstór eggaldin, helminguð langsum

6-8 rauðar paprikur

½ bolli af ólífuolíu

3 msk. Ferskur, hreinn edik eða appelsínusafi

2-3 hvítlauksgeirar, skornir í sneiðar

Salt og bragðbætir

aðferð

Forhitaðu ofninn í 475 gráður F. Settu eggaldinið með niðurskurðarhliðinni á vel smurða ofnplötu og bakaðu þar til stílarnir eru kulnaðir og eggaldinið er stíft, um það bil 20 mínútur. Færið yfir í stórt fat og látið gufa í nokkrar mínútur. Setjið papriku á bökunarplötu og bakið, snúið við, þar til húðin er kulnuð og paprikan mjúk, um 20 mínútum lengur. Færið yfir í annað fat og látið gufa í nokkrar mínútur. Þegar hreina grænmetið hefur kólnað skaltu fjarlægja kjötið af eggaldininu í stórri skál eða blandara, fargaðu hlutunum sem eftir eru. Skerið paprikuna í sneiðar og bætið við eggaldin. Notaðu kartöflustöppu til að mauka eggaldin og papriku þar til þau eru slétt en samt aðeins þykkari. Ef þú notar hrærivél skaltu slá samsetninguna í æskilega uppbyggingu í staðinn.

Njóttu!

Bakdoonsiyyeh

Hráefni:

2 knippi ítalsk steinselja, skorin í sneiðar

¾ bolli af tahini

¼ bolli af sítrónusafa

Salt fyrir bragðið

Vatn

aðferð

Blandið saman tahini, nýhlaðnum appelsínusafa og salti í skál þar til það er slétt. Bætið við skeið. eða tvö vatn eftir þörfum til að gera þykka dressingu. Kryddið eftir smekk. Bætið saxaðri steinselju út í og blandið saman. Berið fram strax.

Njóttu!

Vegna þess að Rellen

Hráefni:

2 pund af gullgult Yukon sellerí

½ bolli af olíu

¼ bolli ferskur, hreinn lime- eða appelsínusafi

2-3 chile amarillos, valfrjálst

Salt og bragðbætir

2 bollar af fyllingu

2-3 harðsoðin egg, skorin í sneiðar

6-8 korn af svörtum ólífum

Aðferð:

Setjið selleríið í stóran pott með söltu vatni. Látið suðuna koma upp og eldið selleríið þar til það er meyrt og tilbúið. Setja til hliðar. Setjið selleríið í gegnum kartöflustöppu eða stappið það með kartöflustöppu þar til það er slétt. Blandið olíunni saman, bætið við (ef það er til staðar), steinefnakalsíum eða ferskum appelsínusafa og salti eftir smekk. Setjið lasagnaréttinn fram. Dreifið 50% af selleríinu á botninn á fatinu og sléttið úr. Á sama hátt skaltu dreifa uppáhalds fyllingunni þinni á selleríið. Dreifið á sama hátt restinni af selleríinu á fyllinguna. Settu fórnarkerið á hvolf á kausa-kerinu. Hvolfið fatinu og fatinu með báðum höndum, látið kausa falla á fatið. Skreytið causa með harðsoðnu eggi og ólífum og kryddi ef vill. Skerið í hluta og útvegið.

Njóttu!

Kurtido

Hráefni:

½ kálhaus

1 gulrót, afhýdd og rifin

1 bolli af baunum

4 bollar af sjóðandi vatni

3 sneiðar grænir laukar

½ bolli af hvítu eplaediki

½ bolli af vatni

1 viðbót af jalapeno eða serrano papriku

½ tsk. Salt

aðferð

Setjið grænmeti og baunir í stórt eldfast mót. Bætið suðuvatninu í réttinn til að hylja grænmetið og baunirnar og setjið til hliðar í um það bil 5 mínútur. Tæmið í sigti, kreistið út eins mikinn vökva og hægt er. Setjið grænmetið og baunirnar í fatið og blandið saman við restina af hráefninu. Látið standa í ísskáp í nokkrar klukkustundir. Berið fram ferskt.

Njóttu!

Gadó Gadó

Hráefni

1 bolli af soðnum grænum baunum

2 gulrætur, skrældar og skornar í sneiðar

1 bolli grænar baunir, skornar í 2 tommur, gufusoðnar

2 kartöflur, skrældar, soðnar og skornar í sneiðar

2 bollar romaine salat

1 Gúrkur, afhýddar og skornar í sneiðar

2-3 tómatar, skornir í fernt

2-3 harðsoðin egg, skorin í fernt

10-12 Krupuk, rækjukex

hnetusósu

aðferð

Blandið öllu saman nema romaine salati og blandið vel saman. Berið salatið fram á romaine salati.

Njóttu!

Hobak Namul

Hráefni

3 Hobak eða kúrbítsmauk, skorið í hálfmána

2-3 hvítlauksgeirar, saxaðir

1°C. Sykur

Salt

3 msk. sojamarinering

2 matskeiðar. ristuð sesamolía

aðferð

Sjóðið vatn í potti við meðalhita. Bætið við mulið og eldið í um það bil 1 mínútu. Tæmið og þvoið í köldu vatni. Tómt aftur. Blandið öllu hráefninu saman og blandið vel saman. Borið fram heitt með úrvali af japönsku meðlæti og aðalrétti.

Njóttu!

Horiatiki Salata

Hráefni

3-4 tómatar, fræhreinsaðir og saxaðir

1 agúrka, afhýdd, söxuð og saxuð

1 rauðlaukur, sneiddur

½ bolli Kalamata ólífur

½ bolli Fetaostur, saxaður eða mulinn

½ bolli af ólífuolíu

¼ bolli af eplaediki

1-2 hvítlauksgeirar, saxaðir

1°C. Oregano

Salt og krydd eftir smekk

aðferð

Sameina ferskt grænmeti, ólífur og mjólkurvörur á stórum disk sem ekki hvarfast. Blandið saman ólífuolíu, eplaediki, hvítlauksrifum, oregano, kryddi og salti á annan disk. Hellið vínaigrettunni á disk með fersku grænmeti og blandið. Látið marinerast í hálftíma og berið fram heitt.

Njóttu!

kartöflusalat

(Þýskt sætkartöflusalat)

Hráefni

2 pund af eplum

¾ bolli af heitu kjöti eða kjúklingasúpu

1 laukur, saxaður

1/3 bolli af olíu

bolli af ediki

2 matskeiðar. Brún eða Dijon sinnep

1 msk. Sykur

Salt og krydd eftir smekk

1-2 msk. Graslaukur eða steinselja, saxað, valfrjálst

aðferð

Setjið eplin í stóran pott og bætið við nægu vatni til að hylja þau með tommu eða tveimur. Setjið á meðalhita og látið suðuna koma upp. Lækkið hitann og haltu áfram að gufa þar til eplin eru soðin í gegn og hnífurinn stingur auðveldlega í þau. Síið og haldið köldum. Skerið epli í fernt. Blandið öllu hráefninu saman og blandið vel saman. Stilltu réttinn eftir smekk og berðu fram heitan, við 70 gráður, fyrir besta bragðið.

Njóttu!

Kwashenaya hvítkál Provansal

Hráefni

2 pund af súrkáli

1 epli, kjarnhreinsað og saxað

1-2 gulrætur, skrældar og rifnar

4-6 grænir laukar, saxaðir

1-2 msk. Sykur

½ bolli af ólífuolíu

aðferð

Bætið öllu hráefninu í stóra skál og blandið vel saman. Kryddið eftir smekk og berið fram kælt.

Njóttu!

Waldorf salat með kjúklingi

Hráefni:

Salt og pipar

4,6 til 8 aura beinlausar, roðlausar kjúklingabringur, ekki meira en 1 tommu breiðar, þungar, snyrtar

½ bolli majónesi

2 matskeiðar. sítrónusafi

1°C. Dijon sinnep

½ tsk. möluð fennel fræ

2 rifbein af sellerí, söxuð

1 skalottlaukur, saxaður

1 Granny Smith afhýdd, kjarnhreinsuð, helminguð og skorin í kvarttommu bita

1/2 bolli valhnetur, saxaðar

1 msk. saxað ferskt estragon

1°C. saxað ferskt timjan

aðferð

Leysið upp 2 msk. salt í 6 bolla af köldu vatni í potti. Dýfðu alifuglunum í vatnið. Hitið pönnuna yfir heitu vatni í 170 gráður á Celsíus. Slökkvið eldinn og setjið til hliðar í 15 mínútur. Setjið kjúklinginn til hliðar á disk sem klæddur er með pappírshandklæði. Setjið í ísskáp þar til alifuglakjötið er orðið kalt, um hálftíma. Þegar alifuglakjötið hefur kólnað skaltu blanda saman majónesi, sítrónusafa, sinnepi, möluðu dilli og ¼ tsk. booster saman á stóran disk. Svampþurrkaðu alifugla og skera í ½ tommu bita. Setjið alifuglakjötið á disk með majónesiblöndunni. Bætið við höfrum, skalottlaukum, eplasafa, valhnetum, estragon og timjan; hrærið til að blanda saman. Kryddið með eftirbrennara og salti eftir smekk. Berið fram.

Njóttu!

Linsubaunasalat með ólífum, frábært og fetaost

Hráefni:

1 bolli baunir, plokkaðar og skolaðar

Salt og pipar

6 glös af vatni

2 bollar lágt natríum kjúklingasoð

5 hvítlauksrif, smátt mulin og afhýdd

1 lárviðarlauf

5 msk. Extra virgin ólífuolía

3 msk. ediki

½ bolli grófsaxaðar Kalamata ólífur

½ bolli ferskur frábær árangur, saxaður

1 stór skalottlaukur, saxaður

¼ bolli mulinn fetaostur

aðferð

Leggið baunirnar í bleyti í 4 bollum af heitu vatni með 1 msk. salt í því. Tæmið vel. Blandið baununum, afganginum af vatni, soði, hvítlauk, lárviðarlaufum og salti saman í pott og eldið þar til baunirnar eru mjúkar. Tæmið og fargið hvítlauknum og lárviðarlaufunum. Blandið saman við restina af hráefnunum í skál og blandið vel saman. Berið fram með smá fetaost.

Njóttu!

Thai grillað nautasalat

Hráefni:

1°C. pipar

1°C. chilli pipar

1 msk. hvít hrísgrjón

3 msk. kalsíum steinefnasafi, 2 lime

2 matskeiðar. fiskisósa

2 matskeiðar. vatn

½ tsk. sykur

1,1 ½ pund flankmjöl, snyrt

Aukið salt og hvítt, grófmalað

4 skalottlaukar, þunnar sneiðar

1 ½ bolli ferskur, rifinn upp fyrir framúrskarandi árangur

1 ½ bolli fersk kóríanderlauf

1 taílenskt chilli, stilkað og skorið í þunnar sneiðar

1 frælaus ensk agúrka, sneið 1/4 tommu á breidd

aðferð

Grillið meðlætið við háan hita þar til það er meyrt. Leggið til hliðar til að hvíla. Skerið í hæfilega stóra bita. Blandið öllu hráefninu saman í skál og blandið vel saman þar til það hefur blandast saman. Berið fram strax.

Njóttu!

Amerískt salat

Hráefni

1 lítið rauðkál, saxað

1 stór gulrót, rifin

1 epli, kjarnhreinsað og saxað

Safi úr að minnsta kosti 50% lime

25 hvítar vínber án fræja, sneiddar

1/2 bolli valhnetur, saxaðar

rúsínur 3/4 bolli, gullnar rúsínur líta best út, en ég vil frekar venjulegar rúsínur fyrir bragðið

1/2 hvítlaukur, saxaður

4 msk. Majónesi

aðferð

Bætið öllu hráefninu á stóran disk í þeirri röð sem tilgreind er. Blandið vel eftir að hafa bætt limesafa við allt innihaldið.

Njóttu!

www.ingramcontent.com/pod-product-compliance
Lightning Source LLC
Chambersburg PA
CBHW070418120526
44590CB00014B/1445